Aijaz Ahmad Ganaie

A Era dos Fitomedicamentos

Aijaz Ahmad Ganaie

A Era dos Fitomedicamentos

ScienciaScripts

Imprint
Any brand names and product names mentioned in this book are subject to trademark, brand or patent protection and are trademarks or registered trademarks of their respective holders. The use of brand names, product names, common names, trade names, product descriptions etc. even without a particular marking in this work is in no way to be construed to mean that such names may be regarded as unrestricted in respect of trademark and brand protection legislation and could thus be used by anyone.

Cover image: www.ingimage.com

This book is a translation from the original published under ISBN 978-620-2-07624-1.

Publisher:
Sciencia Scripts
is a trademark of
Dodo Books Indian Ocean Ltd. and OmniScriptum S.R.L publishing group

120 High Road, East Finchley, London, N2 9ED, United Kingdom
Str. Armeneasca 28/1, office 1, Chisinau MD-2012, Republic of Moldova, Europe
Printed at: see last page
ISBN: 978-620-7-92838-5

ÍNDICE DE CONTEÚDOS:

Resumo:

O presente trabalho é uma visão geral dos aspectos importantes relevantes para os extractos de plantas tradicionais de aplicação biomédica. A era atual está a enfrentar muitos desafios no tratamento de muitas doenças terríveis, especialmente doenças neurodegenerativas e infecciosas. Para além das suas capacidades de combate às doenças, a sua utilização como imunomoduladores é a busca dos tempos actuais. A partir dos estudos globais, são feitos tantos marcos benéficos em relação aos extractos de plantas medicinais relevantes e é de salientar que devem ser abertas mais e mais investigações para desvendar os seus componentes naturais para serem benéficos para a humanidade.

Capítulo 1. Introdução

As plantas tradicionais são geralmente avaliadas pela sua interessante relevância biológica, abrangendo diferentes estudos testemunhados por muitos relatórios recentes [1]. As plantas devidamente identificadas são extraídas separadamente utilizando aparelhos adequados com a aplicação de solventes fiáveis. Os principais objectivos continuam a centrar-se no estudo da atividade anti-inflamatória, anti-artrítica e antimicrobiana *in-vitro* de extractos de plantas-alvo [2]. Além disso, são feitas novas abordagens para detetar fascínios de complemento e anticomplemento nesta área. Dependendo do polifosfato, sintetizado por todas as células, são realizadas pesquisas para relacionar a cascata proteolítica do complemento com o objetivo. Muitas descobertas têm sido relatadas para estabelecer a complexa relação entre a coagulação e a imunidade inata [3]. Em alguns casos, são feitas avaliações para avaliar quantitativamente os metabolitos primários e os metabolitos secundários em extractos aquosos de rebentos/raízes quentes. O principal objetivo consiste em encontrar extractos associados a plantas que possam ser uma fonte potencial de antioxidantes naturais para utilizar a sua essência como agentes terapêuticos na prevenção de várias doenças [4]. A atividade antidiabética e anti-helmíntica também está correlacionada com a avaliação de vários extractos de frutos. A atividade anti-diabética é determinada pelo método de inibição da glicação da hemoglobina. Os constituintes fitoquímicos como o ácido ascórbico, o P-caroteno e o licopeno são também determinados para revelar que certos extractos de frutos têm a capacidade de inibir a glicação da hemoglobina. Noutro relatório recente, verificou-se que o extrato etanólico de toda a planta de *A. indicum* Linn exerce uma atividade anti-inflamatória significativa de uma forma dependente da dose, comparável ao padrão de referência ibuprofeno [5]. A atividade anti-inflamatória e o mecanismo de ação de certos extractos de plantas continuam a suscitar grande interesse [6-8]. Um dos activos interessantes que lidam com a mesma área de investigação é encontrar o efeito da idade, estação e condições de crescimento na atividade anti-inflamatória de alguns extractos de plantas [9]. A partir da série de experiências realizadas, foi demonstrado que o crescimento das plantas em condições de stress (alta temperatura, alta intensidade de luz), ou com adição de fertilizante, resulta em quantidades reduzidas de compostos anti-inflamatórios acumulados.

Uma fonte rica de novas moléculas é investigada a partir de plantas superiores com propriedades farmacológicas, que ajudam no desenvolvimento de novos compostos principais para novos medicamentos. Durante as últimas décadas, o interesse renovado na exploração de produtos naturais conduziu a materiais robustos de vários valores importantes de medicamentos, *nomeadamente* as substâncias anticancerígenas taxol, vinblastina e vincristina ou o agente antimalárico artemisinina. O sucesso na investigação de produtos naturais é condicionado por uma seleção cuidadosa das plantas, com base em vários critérios, como dados quimiotaxonómicos, informações da medicina tradicional, observação no terreno ou mesmo recolha aleatória. Uma das estratégias para o isolamento de novos compostos principais consiste no isolamento orientado para a bioatividade, em que os ensaios farmacológicos ou biológicos são manifestados para visar o isolamento de compostos bioactivos. Um dos principais inconvenientes desta estratégia é o isolamento frequente de metabolitos conhecidos. Por conseguinte, a caraterização de metabolitos utilizando técnicas hifenizadas, como LC/UV, LC/MS e, mais recentemente, LC/NMR, fornece rapidamente muitas informações estruturais, conduzindo a uma determinação parcial ou completa da estrutura em linha dos produtos naturais de interesse. Por outro lado, os bioensaios realizados após LC/micro fracionamento dos extractos permitem uma localização eficiente dos picos LC bioactivos nos cromatogramas. Assim, pode ser evitado o tedioso isolamento de compostos de pouco interesse e pode ser efectuado um isolamento orientado de novos produtos bioactivos ou constituintes que apresentem características espectroscópicas novas ou invulgares.

Capítulo 2. Abordagem interdisciplinar: A Necessidade da Hora

A fim de descobrir novos compostos bioactivos a partir de fontes vegetais que possam tornar-se novas pistas ou novos medicamentos, os extractos devem ser submetidos simultaneamente a um rastreio químico e a vários alvos biológicos ou farmacológicos. O rastreio químico ou a caraterização dos metabolitos visa distinguir entre compostos já conhecidos (desreplicação) e novas moléculas diretamente nos extractos brutos de plantas. Deste modo, pode evitar-se o isolamento fastidioso de compostos conhecidos e proceder-se a um isolamento orientado de constituintes que apresentem características espectroscópicas novas ou inusitadas. Deve notar-se que a caraterização de metabolitos se refere claramente aqui à deteção e identificação de metabolitos de plantas e é diferente do processo de caraterização metabólica associado à deteção de metabolitos emitidos a partir de um determinado novo composto principal. Considerando as realizações que foram apresentadas pelo estudo relacionado, conforme discutido acima "Isolamento e Identificação de Metabolitos Secundários de Plantas Medicinais Seleccionadas. And Assessment of their Anti-complement and Antioxidant Properties", has been aimed.

A caraterização de metabolitos em extractos brutos de plantas não é fácil, uma vez que os produtos naturais apresentam uma diversidade estrutural muito importante. Para cada composto, as ordens dos átomos e as orientações estereoquímicas têm de ser elucidadas *de novo* de uma forma complexa e os compostos não podem ser simplesmente sequenciados, como é o caso dos genes ou das proteínas. Ao contrário da genómica e da proteómica, não existe uma única técnica analítica capaz de determinar o perfil de todos os metabolitos secundários de um extrato de planta. A fim de desenvolver estratégias inovadoras para a caraterização de metabolitos de extractos brutos de plantas, aproveitou-se o extraordinário desenvolvimento de técnicas hifenizadas (e particularmente LC/MR e LC/NMR) durante a última década para estudar a sua possível aplicação na literatura dedicada a estas poderosas metodologias. A ênfase será colocada na estratégia desenvolvida para a desreplicação eficiente de produtos naturais e para a identificação em linha de constituintes bioactivos com base na combinação de LC/UV-DAD, LC/MS, LC/MS/MS e LC/NMR aplicada ao rastreio de extractos brutos de plantas. O papel destas técnicas na investigação estrutural de produtos instáveis ou de compostos difíceis de isolar a nível preparativo, a destacar através de diferentes exemplos de aplicação, é assim a necessidade dos tempos actuais.

Capítulo 3. Extractos de plantas como vacinas eficazes

Nos últimos anos, o número de doenças infecciosas emergentes tem aumentado a um ritmo alarmante. Em resposta a esta ameaça crescente de doenças infecciosas, foram intensificados os esforços para identificar métodos de vacinação mais eficazes, baratos e de mais fácil aplicação. Uma área de investigação atualmente em desenvolvimento é a modificação genética de plantas para a produção de proteínas imunoprotectoras [10]. As preocupações e os actuais obstáculos à imunização eficaz [11] com vacinas à base de plantas para animais e seres humanos são os objectivos activos para satisfazer essas exigências.

Os péptidos antimicrobianos aniónicos (AAMP) foram identificados numa grande variedade de espécies vegetais com cargas líquidas que variam entre -1 e -7 e estruturas que incluem: conformações alargadas, arquitetura α-helicoidal e estruturas estabilizadas com cisteína (12). Estes péptidos existem geralmente sob a forma de múltiplas isoformas numa dada planta e têm uma série de actividades biológicas, incluindo a capacidade de matar células cancerígenas, bem como bactérias fitopatogénicas, fungos, pragas, moluscos e outras espécies predadoras. Assim, o desenvolvimento de métodos analíticos rápidos para componentes bioactivos e a previsão da concentração e da disponibilidade biológica de componentes nutracêuticos nos alimentos é um tópico de interesse crescente [13]. Os resultados de tais intervenções levaram à aceitação generalizada de alimentos funcionais e nutracêuticos; no entanto, o aumento da imunidade é uma das principais preocupações dos regimes dietéticos [14, 15]. De facto, o sistema imunitário é a derradeira defesa natural contra respostas indesejadas. A sua funcionalidade adequada é essencial para manter a homeostase do corpo. Uma série de plantas e os seus componentes possuem propriedades imunomoduladoras.

3.1. Proteção à base de plantas contra doenças infecciosas

As plantas podem servir como fontes de anticorpos funcionais utilizados em imunoterapia [29, 10]. A recolha de anticorpos é uma tarefa laboriosa. No entanto, as plantas são projectadas para produzir anticorpos de escolha interessante, a fim de permitir o seu isolamento com rendimentos elevados e a baixo custo. Os péptidos imunogénicos podem ser criados em plantas utilizando várias técnicas, incluindo a transformação estável por agentes patogénicos bacterianos (por exemplo, *Agrobacterium tumefaciens),* a infeção com vírus de plantas artificiais e métodos de transformação química ou mecânica do ADN.

3.2. Procurar vacinas contra doenças auto-imunes à base de plantas

Os indivíduos normais possuem várias células T auto-reactivas com potencial para se transformarem em doenças auto-imunes, as células T periféricas regulam ativamente estes linfócitos auto-reconhecedores [30]. Os factores ambientais e/ou genéticos predispõem o sistema imunitário a reconhecer as proteínas do próprio corpo como corpos estranhos através da autoimunidade [31]. Um desequilíbrio entre a regulação supressiva e a ativação dos linfócitos altera assim o resultado para a autodestruição. Para ultrapassar a destruição autoimune, os linfócitos auto-reactivos são suprimidos ou eliminados num processo designado por tolerância imunológica, incluindo o mecanismo pelo qual uma resposta imunitária potencialmente prejudicial é impedida, suprimida ou transferida para uma classe de resposta imunitária não prejudicial" [32]. Os fenómenos intervenientes, como a eliminação clonal, a anergia (falta de resposta) ou a supressão ativa das células T por citocinas reguladoras, podem ser adaptados através da imunização à base de plantas.

3.3. Imunoglobulina intravenosa

Foi relatado que a diminuição da atividade hemolítica do complemento é observada em todos os doentes que apresentam reacções adversas. A diminuição pode ser atribuída à ligação e ativação do complemento (atividade anticomplemento) pelos agregados de IgG. A atividade anticomplemento pode ser eliminada por redução, ultracentrifugação e alquilação, digestão com enzimas proteolíticas ou incubação a pH 4 [43]. O objetivo de reduzir a atividade anticomplemento e de preservar a IgG intacta levou alguns fabricantes a tratar com menos pepsina durante períodos mais curtos [33], a utilizar a enzima mais específica plasmina [34] e a tratar com reagentes químicos. Atualmente, a maioria das IVIGs comerciais são produzidas a partir de grandes pools de plasma

(1000 ou mais dadores), utilizando primeiro o fracionamento em etanol a frio para recolher a fração de IgG.

Tendo em conta os aspectos acima referidos, os tempos actuais exigem a exploração das acções imunomoduladoras das plantas tradicionais para realizar a tarefa laboriosa a baixo custo e em menos tempo. Por exemplo, *a flor de cone roxa (Echinacea)* é uma das plantas mais importantes com várias preparações à base de plantas que pretendem melhorar o funcionamento imunitário (35). Foi relatado que as amidas alquílicas presentes na *Echinacea* sp. possuem acções imunomoduladoras, uma vez que suprimem a capacidade das células T Jurkat activadas (mediadores-chave da imunidade antiviral) para produzir IL-2 de forma independente (36; 37). A proteína arabinogalactana e vários outros constituintes bioactivos desta planta foram claramente identificados como estimuladores da via clássica e alternativa de ativação e modulação do complemento, envolvendo inibição ou estimulação da imunidade.

Capítulo 4. Estudos de Complemento e Anticomplemento Utilizando Extractos de Plantas: Uma nova estratégia

O complemento é uma potente defesa imunitária inata contra micróbios [16]. As doenças neurodegenerativas levaram muitos grupos a associarem-se à atual área de estudo para ganharem impulso no tratamento de perturbações desta classe. As perturbações do espetro do autismo (ASD) representam um grupo heterogéneo de perturbações do neurodesenvolvimento. Como componente crítico da resposta imunitária inata, o sistema do complemento inclui tanto factores de ação direta como factores que aumentam outros componentes do sistema imunitário [17]. Estudos recentes sugerem o envolvimento do componente do complemento Clq em vias fundamentais do neurodesenvolvimento e na manutenção e eliminação de dendritos e sinapses [17]. Este tipo de estudos também contribui para a deteção de elementos anticancerígenos [18]. O efeito de reforço imunitário de certas plantas também tem merecido uma atenção considerável no sentido de desenvolver formulações para um sistema de complemento forte [19-21]. Em alguns casos, a medicina popular tem sido utilizada para o tratamento da ativação excessiva do complemento [22]. Por exemplo, *a canela* - como medicina popular, tem sido tradicionalmente aplicada para o tratamento de desordens inflamatórias e doenças gástricas. Após a análise molecular da planta, os seus componentes revelaram actividades biológicas eficazes, incluindo antimicrobiana, antiviral, antioxidante, antitumoral, anti-hipertensão, antilipémica, antidiabetes, gastroprotectora e imunomoduladora, tal como foi relatado por muitos trabalhadores [23]. Tudo isto se deve ao facto de um grande número de substâncias naturais afectarem o sistema do complemento, para além dos seus reguladores naturais [24-26]. Explorar as aplicações biomédicas de plantas-alvo para detetar o seu efeito imunoeficaz é, assim, atingir uma ordem superior de interesse de investigação [27, 28].

4.1. Atividade do complemento

Até à data, foi isolado um grande número de inibidores da ativação do complemento a partir de fontes animais ou vegetais [24]. As substâncias com a estrutura estabelecida podem constituir uma base para a criação de potenciais produtos médicos. No entanto, as estruturas de outras ainda não estão estabelecidas. A atividade anticomplemento da heparina foi demonstrada pela primeira vez em 1929 [56]. A heparina é um proteoglicano que possui propriedades anticoagulantes. Os proteoglicanos pertencem às maiores moléculas naturais ($å$ >2 x 106 Da), incluindo componentes proteicos (5%) e hidratos de carbono (95%). Os monómeros proteicos que transportam um grande número de cadeias de polissacáridos estão ligados à molécula axial do ácido hialurónico. Os polissacáridos presentes nos proteoglicanos contêm geralmente aminossugares acetilados e, por conseguinte, pertencem aos *glicosaminoglicanos*. A heparina é segregada para o sangue pelos mastócitos do fígado, dos pulmões e de outros tecidos. Ela e os glucosaminoglicanos relacionados com ela [sulfato de dermatano, sulfato de heparina e sulfato de condroitina] são ativamente investigados como inibidores do complemento. As cadeias de hidratos de carbono da heparina são copolímeros sulfatados de ácido urónico e glucosamina [57]. A parte proteica da heparina é eliminada na preparação do glucosaminoglicano heparina. Está estabelecido que a heparina bloqueia a interação de Clq com activadores do complemento, pode intensificar a inativação de Cis sob a ação de Cl-Inh e, além disso, inibe a formação de C3 convertases das vias alternativa e clássica [58, 59]. A capacidade de inibir a formação de C3 convertase juntamente com a inibição da hemólise desaparece completamente na heparina *N*- ou é-desulfatada. Foi demonstrado que os derivados de heparina de baixo peso molecular fortemente sulfatados previnem a lesão do miocárdio de coelho causada pelo complemento [60]. Os dispositivos de circulação sangüínea artificial recobertos por heparina inibem a ativação do complemento durante a cirurgia cardíaca [61].

4.2. Métodos de ensaio de substâncias para a atividade do complemento

Atualmente, a aplicação de proteínas recombinantes em vez dos medicamentos sintéticos tradicionais torna-se cada vez mais atraente. A razão para tal reside tanto na previsibilidade das propriedades biológicas das proteínas como nas vantagens da tecnologia de obtenção de produtos médicos com base nas mesmas [62]. O tempo necessário para a conceção de preparações proteicas é menor do que o necessário para o desenvolvimento e os testes de medicamentos tradicionais. Aproximadamente 40%

das preparações proteicas desenvolvidas tornar-se-ão provavelmente preparações medicinais certificadas, ao passo que apenas 10% das novas substâncias químicas são normalmente certificadas. Uma das razões para esta situação é a menor toxicidade das proteínas [62]. No entanto, o problema do elevado custo das preparações proteicas torna-se cada vez mais premente [63]. Os inibidores do complemento de baixo peso molecular têm uma série de vantagens sobre as preparações proteicas terapêuticas. O seu custo é muito inferior, penetram melhor nos tecidos e podem ser aplicados por via oral. As vantagens enumeradas tornam-se particularmente importantes no tratamento de doenças auto-imunes quando uma preparação deve ser aplicada durante um longo período de tempo. A ocorrência de bases teóricas para a conceção de produtos médicos como pequenas moléculas abre amplas perspectivas nesta direção [64,65].

4.3. Um perigo do tratamento associado à inibição do complemento

A dimensão real do perigo decorrente da inibição do complemento é difícil de estimar, principalmente devido à falta de informação. Sabe-se que a deficiência de complemento está relacionada com uma maior suscetibilidade a infecções [66], maior sensibilidade a endotoxinas bacterianas como resultado da deterioração da sua remoção pelo sistema do complemento [67], e agressão autoimune, observada no lúpus vermelho sistémico e nas glomerulonefrites [66]. Assim, os efeitos descritos podem ser atribuídos ao perigo potencial da inibição do complemento. Como sempre, a questão consiste na possível existência de um limiar entre a extensão da inibição do complemento suficiente para a obtenção do efeito terapêutico e a inibição que resulta em complicações. Foi demonstrado durante os estudos que 60% de inibição do complemento é suficiente para obter sucesso no tratamento de artrites de colagénio [68].

4.4. Perspectivas das preparações medicinais anticomplemento

O estudo dos inibidores do complemento, em particular o sCR1 e os MAbs anti-C5 (n.ºs 1 e 12 na Tabela 1), fornece uma prova convincente de que a inibição do complemento pode não só prevenir o desenvolvimento de doenças, mas também aliviar o curso de algumas delas. As preparações sCR1 (n.º 1 no Quadro 1) e MAb anti-C5 (5G1.1 e 5G1.1-

scFv, n.ºs 12 e 14 no Quadro 1) estão atualmente a ser submetidas a ensaios clínicos e apresentam resultados encorajadores no tratamento de várias doenças e perturbações. Sem dúvida, a sua aplicação como preparações anti-complemento pode reduzir o peso clínico de algumas doenças. No entanto, como já foi referido, as preparações à base de proteínas recombinantes (a maior parte das preparações do quadro 1) podem parecer economicamente não rentáveis [63] e, em perspectivas a longo prazo, serão desenvolvidos inibidores do complemento mais baratos para aplicação oral. Atualmente, vários laboratórios do mundo estão ocupados com o desenvolvimento de inibidores do complemento de baixo peso molecular com propriedades farmacológicas desejáveis, e não se deve duvidar que estes trabalhos conduzirão à criação das preparações necessárias.

4.5. Métodos de ensaio de substâncias para a atividade do complemento

Muitas substâncias naturais e sintéticas podem atuar, em certa medida, sobre o sistema do complemento em diferentes fases da sua cascata de ativação ou diretamente sobre os seus componentes. Neste contexto, ao desenvolver os métodos de deteção da influência no sistema do complemento, foi conveniente caraterizar quantitativamente o grau desta influência. Isto foi importante para compreender o grau de influência e também para uma estimativa das concentrações de trabalho do efector, se são alcançáveis num organismo e se exercerão outra influência sobre um organismo. É bem conhecido o limiar entre a ação medicinal e a ação tóxica das substâncias medicinais. As fases importantes da cascata do complemento são a sua iniciação, a formação das conversões C3 e C5 e a formação do MAC lítico. Para todas estas fases, com exceção da última (ou seja, o ensaio específico da influência na formação do complexo e na sua lise), os métodos de ensaio são desenvolvidos e descritos a seguir.

4.6. Determinação da atividade anticomplemento

As preparações destinadas a administração intravenosa, em especial os anticorpos e outras preparações sanguíneas, não devem possuir propriedades anafilactogénicas. As reacções anafilactóides que surgem aquando da introdução intravenosa de preparações são, regra geral, causadas pela ativação do sistema do complemento e resultam na formação de anafilatoxinas C4a, C3a e C5a, sendo estas últimas as que apresentam maior atividade. Estas anafilatoxinas provocam a secreção de histamina pelos mastócitos, que é responsável pela reação sistémica de um organismo (anafilaxia) associada a uma redução acentuada da pressão arterial, compressão dos brônquios, etc. As propriedades anafilactogénicas das preparações sanguíneas podem ser causadas pela ativação do sistema do complemento devido à presença nestas preparações de complexos imunes e/ou de imunoglobulinas agregadas. Esta circunstância levou ao desenvolvimento de métodos de determinação da chamada atividade anticomplemento. O princípio destes métodos consiste na determinação da capacidade de uma preparação para se ligar ao primeiro componente do sistema do complemento e, consequentemente, todos os métodos são modificações do método de base conhecido sob a designação de reação de ligação do complemento.

O desenvolvimento de ideias sobre os mecanismos de funcionamento do sistema de complemento mostrou que estas abordagens à estimativa da qualidade das preparações intravenosas se tornaram, até certo ponto, obsoletas. Em primeiro lugar, a ligação do primeiro componente do complemento nem sempre conduz à ativação do sistema; pelo contrário, pode inibir esse processo e bloquear o desenvolvimento da anafilaxia, o que pode ser apenas útil. Em segundo lugar, a luta contra a anticomplementaridade das preparações de imunoglobulinas (por exemplo, através do seu tratamento com enzimas ou modificadores químicos) pode levar a que os seus derivados percam a capacidade de se ligarem e activarem o sistema do complemento mesmo dentro dos complexos imunes, o que torna essas preparações inúteis ou mesmo prejudiciais (semelhante aos anticorpos bloqueadores). Por conseguinte, surge a necessidade de um método para a determinação quantitativa da atividade de ativação do complemento utilizando uma comparação com um padrão facilmente reproduzido [69]. Para a determinação das actividades activadoras do complemento das preparações, foi desenvolvido um método que permite a determinação quantitativa do consumo do componente C4 no soro da cobaia. O componente C4 foi escolhido porque (1) é ativado em primeiro lugar após a ligação e ativação do componente C1, (2) existe uma amplificação do processo: uma molécula de C1 activada pode ativar várias moléculas de C4, e (3) é fácil seguir o consumo do componente C4 através de um micrométodo quantitativo hemolítico sensível com uma estimativa visual sem a utilização de dispositivos fotométricos. Como padrão com capacidade de ativação do complemento, foi escolhida a imunoglobulina G humana agregada, obtida por agregação térmica e libertada das unidades grandes por centrifugação e dos monómeros por gel-filtração. A determinação da atividade do componente C4 do complemento de uma cobaia é efectuada com a utilização do reagente correspondente R4 [69], que é um soro de cobaia isento de atividade C4, com um título suficientemente elevado de C4 (a meia lise de eritrócitos de carneiro sensibilizados a uma diluição de 1 : 2000). A diferença entre o método e a determinação tradicional da atividade anticomplemento consiste no facto de ter sido sugerida a determinação da capacidade de *ligar e ativar* o complemento, em vez da capacidade de *ligar* apenas o complemento, o que constitui uma caraterística mais exacta das propriedades das preparações. A determinação da capacidade de ativação do complemento pode ser aplicada não só a preparações IG, mas também a quaisquer substâncias que se liguem ao complemento com a sua subsequente ativação. Este método permitiu a obtenção de informações sobre a ativação do complemento por lipossomas com carga negativa e a ausência de ativação apreciável por lipossomas com carga neutra [70]. Os resultados estão de acordo com os dados disponíveis na literatura [71].

Qualquer agente nucleófilo pode ser um iniciador da via alternativa (no caso dos compostos naturais, seria um hidrato de carbono ou uma proteína) que possua duas propriedades importantes:

(1)   deve ser suficientemente grande para ligar várias moléculas de C3b, ou seja, para ter alguns centros de criação na superfície do ativador das convertases C3 e C5

(2)   não deve possuir a carga negativa necessária para a ligação do fator H que participa na destruição da C3 convertase.

Neste contexto, a capacidade de ligar covalentemente o C3b na incubação com soro sanguíneo foi considerada como o critério da capacidade da substância em estudo para ser um ativador da via alternativa [72].

Assim, o sistema do complemento [28] é um grupo de proteínas que constitui uma parte central da imunidade inata. Rotula micróbios e detritos celulares para deteção e eliminação pelo sistema imunitário inato e adaptativo e actua como um mecanismo de efeito para a resposta imunitária adaptativa.

Três vias distintas, a via clássica, a via da lectina e a via alternativa (PA), podem iniciar a ativação do complemento e convergem para a clivagem proteolítica do componente C3 do complemento em C3b. A resposta do complemento atinge o pico na formação do complexo de ataque à membrana, um complexo proteico que rompe as membranas celulares, lisando assim a célula visada. Enquanto a via clássica e a via da lectina reconhecem os depósitos de anticorpos e os hidratos de carbono bacterianos, respetivamente, o AP é ativado por hidrólise espontânea e ligação covalente de C3b às superfícies celulares adjacentes (73; 74). Ao contrário da maioria dos agentes patogénicos, as células hospedeiras expressam inibidores do complemento ligados à membrana para evitar a sua destruição pelo sistema de complemento (75) . Fator H do complemento - estrutura e funçãoO inibidor plasmático mais importante do sistema do complemento é o fator H (FH), que regula a resolução da ativação do complemento e se liga especificamente às células hospedeiras, protegendo-as (76) . Trata-se de uma glicoproteína linear, com cerca de 155 kDa, constituída por vinte domínios globulares denominados domínios da proteína de controlo do complemento (CCP) ou domínios de repetição de consenso curto (SCR; em alternativa, short complement regula-tor) (77). A FH inibe a cascata do complemento bloqueando os locais de ligação de ativação do C3b e actuando como cofator do fator I, uma protease sérica que cliva e inativa o C3b (78; 79). Os domínios N-terminais da FH, CCP1-4, ligam-se ao C3b e contêm a principal atividade reguladora do complemento, enquanto um segundo local de ligação principal ao C3b foi mapeado para CCP19-20 (80). As ligações peptídicas flexíveis entre os CCP permitem que a cadeia proteica se dobre sobre si própria. Isto permite que a FH se ligue a uma única molécula de C3b com os terminais N e C, aumentando assim aavidez da interação (81). Além disso, a FH contém dois sítios de ligação ao sulfato de heparano (HS), um localizado no CCP7 e outro no CCP19-20 (80). Os HS são polissacáridos lineares sulfatados da família dos glicosaminoglicanos (GAG) que estão presentes nas superfícies das células hospedeiras e nas membranas basais, mas ausentes nos micróbios (82). Presume-se que o seu reconhecimento pela FH seja o principal mecanismo de diferenciação do patógeno hospedeiro (76). As interacções com a HS nas membranas basais, como a membrana basal glomerular no rim ou a membrana de Bruch no olho, são particularmente importantes para o controlo do complemento devido à ausência de inibidores do complemento ligados à membrana.Para além do C3b e da HS, foram descritas interacções da FH com vários outros ligandos (Quadro 1) e recentemente revistas em grande pormenor (83), incluindo a auto-associação de duas ou mais moléculas de FH. Nos seres humanos, a regulação do complemento pela FH é ainda influenciada pela presença da proteína 1 semelhante à FH e das proteínas 1-5 relacionadas com a FH. A proteína FH-like lis é gerada por splicing alternativo e inclui os sete domínios N-terminais da FH, contendo assim os CCP com atividade reguladora e os locais de ligação dos ligandos no CCP7 (84). As proteínas relacionadas com a FH resultaram de eventos de duplicação de genes e são constituídas por quatro a nove CCP com elevada homologia com os CCP6-9 e CCP19-20 da FH. Com exceção da proteína 5 relacionada com a FH, não têm uma função reguladora direta (85). No entanto, verificou-se que as proteínas 3 e 4 relacionadas com a FH aumentam a cofactividade da FH, ao passo que a proteína 1 relacionada com a FH compete com a FH pelos ligandos da superfície celular (86). A descrição pormenorizada destas proteínas está para além do âmbito desta revisão e já foi feita anteriormente (87).

Capítulo 5. Suplementos à base de plantas e aspectos medicinais

O principal fator de desenvolvimento de doenças crónicas no estilo de vida moderno é a inflamação [15]. A inflamação envolve doenças degenerativas relacionadas com a idade de quase todos os sistemas de órgãos periféricos e centrais, incluindo as mais conhecidas e globalmente difundidas: doenças cardiovasculares (DCV), cancro e doença de Alzheimer [38, 39]. Estas doenças terríveis precisam de ser tratadas utilizando plantas medicinais à base de plantas. Para além disso, os alimentos ou bebidas derivados de plantas, como o vinho tinto, o cacau e o chá, têm pouca ou nenhuma fibra ou nutrientes essenciais, mas conferem efeitos biológicos benéficos quando consumidos [40; 41]. Os componentes das plantas representam assim benefícios para a saúde; muitos dos quais foram caracterizados quimicamente e pertencem à grande família de compostos conhecidos como polifenóis.

5.1. Efeitos anti-inflamatórios

Os efeitos dos frutos na inflamação induzida pelas refeições (42-48) foram objeto de uma atualização exaustiva. O número de estudos que investigam os efeitos anti-inflamatórios do consumo a longo prazo de frutos ricos em polifenóis em seres humanos é relativamente limitado em comparação com as vastas quantidades de provas provenientes de estudos *in vitro* e *in vivo em* animais. Muitos deles foram objeto de ensaios clínicos relativos [43,51]. Verificou-se que a ingestão diária de morangos melhoraria os índices de inflamação em jejum [50]. Estudos crónicos em humanos sobre mirtilos e inflamação foram relatados em 4 publicações recentes (52-54). Uma quantidade considerável de dados animais e *in vitro* indica que o consumo de mirtilos pode ter um impacto benéfico em vários factores de risco de DCV, incluindo o estado inflamatório. (49) realizaram um estudo simples, cego e de braço paralelo, no qual 48 homens e mulheres com SM consumiram 50 *g* de pó de mirtilo liofilizado (equivalente a 350 *g* do fruto fresco) sob a forma de uma bebida à base de água.

5.2. Atividade antidiabética dos fitoquímicos

Os extractos à base de plantas possuem uma atividade antidiabética bem pronunciada em resultado da presença de determinados princípios activos e minerais muito importantes nestas plantas, que incluem terpenóides, alcalóides, fenólicos, flavonóides, saponinas, hidratos de carbono, glicosídeos cardíacos, cobre, zinco e manganês (88; 90-96). Os vários mecanismos de ação através dos quais os seus efeitos são exibidos incluem a promoção da regeneração das células β dos ilhéus de Langerhans no pâncreas, tal como exibido por *Pterocarpus marsupium*. Aumento da libertação e da atividade da insulina nas células, como demonstrado pela folha de oliveira *O. europea* L. Diminuição da absorção periférica de glicose ao nível celular duodenal e outros aspectos do intestino delgado exibidos pelos extractos de folhas de oliveira de *M. indica* e *O. europea* L. A restrição da subida dos níveis de glicose no sangue provocada pelas hormonas hipofisárias revelou-se responsável pela inibição da utilização periférica da glicose, bem como da glicogenólise, como demonstrado pela *Gymnema sylvestre*, e a presença de um elevado nível de fibras nas plantas que interfere com a absorção dos hidratos de carbono (97-100).

5.3. Atividade analgésica à base de plantas

Nalguns casos, os extractos de plantas foram considerados agentes analgésicos mais eficazes do que a morfina [19], mas não causam dependência e também provaram não ser tóxicos (101). Também foram relatados resultados semelhantes (102) no extrato alcoólico de alguns frutos. A atividade analgésica do puré de noni em ratos foi considerada mais pronunciada do que o tramadol. Os resultados sugerem que as preparações de frutos de noni são eficazes na diminuição da dor e da destruição das articulações causadas pela artrite [529].

5.4. Atividade ansiolítica dos extractos de plantas

As perturbações de ansiedade têm sido o desafio da era moderna. Investigações recentes demonstraram os efeitos do fruto na prevenção das perturbações de ansiedade, que afectam cerca de 25% da população adulta em algum momento da sua vida (103). O extrato bruto de metanol do fruto mostrou uma afinidade significativa com o ácido gama-amino-butírico A (GABAa), o neurotransmissor inibitório mais comum no sistema nervoso central, e mostrou uma inibição de ligação de 75% como agonista, induzindo assim os seus efeitos ansiolíticos e sedativos.

5.5. Atividade estrogénica e anti-estrogénica

Foi relatado que *a M. citrifolia* tem uma atividade estrogénica *in vivo* muito fraca. De acordo com (105), a potência estrogénica relativa dos extractos alcoólico e aquoso de *M. citrifolia* foi de 1:1.000 e 1:10.000, respetivamente, indicando que a atividade estrogénica só é observada em doses baixas e, mesmo assim, tem uma potência muito baixa em comparação com o estradiol, o que sugere que os efeitos benéficos do noni não estão intimamente ligados à ação mediada pelos estrogénios. Por outro lado, foi estudado o efeito antiestrogénico dos extractos metanólicos de *Abutilon indicum* sobre as actividades uterotrópicas e da peroxidase uterina em ratas ovariectomizadas [55]. Verificou-se que o extrato provoca uma supressão significativa da atividade enzimática, bem como da resposta uterotrópica induzida pelo estradiol.

5.6. Ferida e Cardiovescular

O extrato etanólico de *Abutilon indicum* foi estudado quanto à atividade de cicatrização de feridas - utilizando modelos de incisão, excisão e feridas de espaço morto em ratos albinos [55]. O extrato a uma dose de 400-mg/kg mostrou um aumento significativo na taxa de contração da ferida, na força de rutura da pele, na força do granuloma e no peso do granuloma seco. Além disso, foi observada uma diminuição do período de epitelização em comparação com o controlo e o padrão. Esta pró-cicatrização foi dedicada ao aumento da deposição de colagénio, bem como a um melhor alinhamento e maturação(106).

5.7. Outros efeitos

Recentemente, foi relatado que o sumo de noni contém a enzima de conversão da angiotensina (ACE) (107). Uma vez que a ECA é normalmente prescrita para tratar a tensão arterial elevada, pode ser reconhecida como uma intervenção terapêutica para baixar a tensão arterial. Investigações recentes demonstraram os efeitos do fruto noni na prevenção da arteriosclerose, uma doença relacionada com a oxidação das lipoproteínas de baixa densidade (LDL). Os extractos de metanol e de acetato de etilo mostraram, pelo método da substância reactiva ao ácido tiobarbitúrico, uma inibição de 88 e 96%, respetivamente, da oxidação das LDL induzida pelo cobre. Este efeito benéfico poderia dever-se à presença de lignanos, dímeros de fenilpropanóides (108). A 5-lipoxigenase e a 15-lipooxigenase são responsáveis pela produção de leucotrienos que instigam reacções asmáticas e alérgicas e actuam para manter as reacções inflamatórias [19]. Investigações recentes demonstraram o papel da 5-lipoxigenase em doenças cardiovasculares e neuropsiquiátricas (129). A oxidação do LDL foi reconhecida como desempenhando um papel importante na iniciação e progressão da aterosclerose. O metanol e o extrato etílico do fruto mostraram uma inibição de 88 e 96%, respetivamente, da oxidação induzida pelo cobre das partículas de lipoproteínas de baixa densidade *in vitro*. Seis lignanos foram isolados do extrato etílico do fruto e demonstraram ter um efeito inibidor da oxidação das LDL induzida pelo cobre de uma forma dependente da dose (108). (104) isolou dois novos lignanos, (+)- 3,4,3',4'-tetrahidroxi-9,7'alfa- epoxilignano-7 alfa,9'- lactona e (+)-3,3'-bisdemetiltanegool, bem como sete compostos conhecidos dos frutos, responsáveis pela inibição da 5- ou 15-lipoxigenase (109). Duas novas antraquinonas, a 1,6-dihidroxi-5-metoxi-2-metoximetil antrax quinona (1) e a 1,5,7-trihidroxi-6-metoxi-2-metoximetil antrax quinona (2), e um novo lignano, o ácido isoamericanóico A (3), foram isolados dos frutos de *M. Citrifolia*, juntamente com 11 compostos conhecidos (110) Recentemente, foi relatado que as actividades antiespasmódicas e vasodilatadoras do extrato de raiz de *M. citrifolia* são mediadas pelo bloqueio dos canais de cálcio dependentes da voltagem e que este apresentou efeitos antidislipidémicos, podendo ser utilizado como um medicamento potencial para doenças cardiovasculares. No entanto, são necessários mais estudos para provar a segurança e a eficácia da *M. citrifolia* e dos seus constituintes em contextos clínicos reais (111).

Capítulo 6. Estratégia futura

São urgentemente necessários novos compostos com elevados níveis de atividade farmacológica para uma vasta gama de perturbações e doenças humanas. Várias publicações científicas mostraram que as plantas contêm vários compostos nutricionais e funcionais, mas o estado atual dos conhecimentos ainda está longe de ser satisfatório. No entanto, a sua atividade como quimiopreventiva e anti-inflamatória, antidiabética e anticancerígena necessita de mais investigação. Deve ser empreendido um programa de desenvolvimento de medicamentos para desenvolver fármacos modernos com os compostos isolados destas plantas, mas, antes disso, é necessário um perfil fitoquímico abrangente, uma investigação exaustiva da sua bioatividade, mecanismo de ação, farmacoterapia, toxicidade e ensaios clínicos para fornecer dados suficientes. Além disso, deve ser iniciada investigação para a identificação de quimiotipos de elite, o controlo de qualidade dos produtos através do desenvolvimento de marcadores como TLC, HPTLC, a normalização de técnicas de cultura de células para a produção de compostos bioactivos e a identificação da via relacionada com a produção de compostos bioactivos potentes. Para atingir estes objectivos, foram iniciados vários projectos por instituições académicas e empresas farmacêuticas.

Em suma, podemos dizer que a combinação da química dos produtos naturais, da biologia molecular e celular, da química sintética e analítica, da bioquímica e da farmacologia é necessária para explorar a vasta diversidade de estruturas químicas e as suas actividades biológicas para o desenvolvimento de novos agentes farmacológicos. Por fim, a minha sugestão pessoal às empresas que estão envolvidas na produção e comercialização de plantas medicinais é que forneçam informações relevantes sobre os componentes bioactivos presentes nas plantas.

Apresentamos algumas plantas medicinais seleccionadas e a sua atividade biológica com a natureza do extrato e a composição.

S. No.	Name of plant	Specified biological activity	Nature of extract	Methods	Composition	Refrences
1.	*Calotropis Procera*	Antidermatop hytic Activity	Hydroalcoh olic extracts	*Dilution agar method*		Goyal *et al.*, 2013
2.	*Acanthus ilicifolius*	Anti Inflammatory Activity, Anticancer Activity Antimicrobial Activity Antidiabetic	Methanolic fraction Alcoholic extract Aqueous root, ethanol stem and methanol leaf, Chloroform extract of leaves	------------- -----	Alkaloids Flavonoids , Triterpenoids Steroids Miscellaneou s	Saranya *et al.*, 2015

		Activity: Antioxidant Activity:	Ethanolic extract Methanol flower extract			
3.	*Oryza sativa*	Anti-Inflammatory and Anti-arthritic Activity	Ethanolic Extract	HRBC Method: Bovine serum protein denaturati on method Egg albumin denaturati on method.	Carbohydrate s, Terpenoids, Glycosides, Proteins, Phenols, Saponins, Alkaloids, Flavonoids and Tannins.	Rahman *et al.,* 2015
4.	*Juglans*	Anti-			Taxifolin	

	mandshuri ca	complement Activity	MeOH extract	Classical Pathway	Afzelin Quercitrin Myricitrin Kaempferol Rosmarinic acid Tiliroside	Min *et al.*, 2003
5.	*Zizyphus jujuba*	Anti-complement Activity	MeOH extract	Classical Pathway	Colubrinic acid Alphitolic acid Betulinic acid Oleanolic acid Betulonic acid Oleanonic acid Zizyberenalic acid Tiliroside	Lee *et al.*, 2004
6.	*Cynodon dactylon* and *Carica papaya*	Antimicrobial Activity	Acetone Chloroform Ethanol Hot water	Well-diffusion method	Flavonoids Saponins Glycosides Steroids	

					Terpinoids Alkaloids Coumarin Tannin Anthrocyanin	Arumugam *et al.,* 2014
7.	*Abies pindrow Abies webbiana Cephalandra indica Calotropis gigantea*	Antioxidant Activity	Methanol Ethyl acetate Petroleum ether	(DPPH) radical method	Carbohydrate s Proteins Anthraquinon e glycosides Cyanogenetic glycosides Cardiac glycosides Flavonoids Saponins Tannins Coumarins	Kumar *et al., 2014*
8.	*Asparagus sperngeri*	Antioxidant Activity	Methanol Butanol Chloroform Ethanol	(DPPH) radical method	Myristic acid Myristoleic acid Palmitic acid Palmitoleic acid	Hasan *et al.,* 2014

					Heptadecanoi c acid Oleic acid Linoleic acid Linolenic acid	
9.	*Eugenia uniflora*		Aqueous Hot Extract		Carbohydrate s Proteins Amino acids Phenols Flavanoids Tannins Alkaloids	Daniel and Kumari 2015
10	*Rostellular ia Procumben s*	Hepatoprotecti ve Activity	Methanolic extract	Describe d by Trease and Evans (1983).	Alkaloids Carbohydrate s Flavanoids Diterpenes Glycosides	Wilson *et al.*, 2015
11			Petroleum ether		Alkaloids Glycosides	Himaja *et al.*, 2015

	Limnophill a indica	Hepatoprotecti ve Activity	Methanolic extract	Describe d by Trease and Evans (1983).	Carbohydrate s Flavanoids Diterpenes	
10. *Trichoder ma koningii*		Antifungal Activity	Ethyl acetate	Macrodil ution Method	δ-decanolacton e 6-pentyl-α-pyranone Palmitic acid Stigmasterol	Ahluwali a *et al.*, 2014
11. *Plumeria obtusa*			Methanolic extract	Chromato graphic Techniqu es	Plumieridin Plumieridine 1α-plumieride 15-demethylplu mieride Glochiflavan oside Oleanolic acid Methyl	Saleem *et al.*, 2011

					coumarate	
12.	*Trollius chinensis*	Anti-complementary Activity	Ethanol extract	Classic Pathway	C-glycosides Orientin Vitexin	Liu *et al.,* 2013
13.	*Piper chimonanti folium*	Antifungal Activity	CH2Cl2 extract	Spectrom etric Analysis	Gaudichaudia nic acid Dihydrooroxy lin Pinocembrin Sitosterol, Sitosteryl Palmitate Stigmasterol	Lago *et al.,* 2012
14.	*Ardisia gigantifolia*	Anti-tumour Activities Anticompleme nt Activity	MeOH	Cell Counting Kit 8 Colorime tric Assay.	Triterpenoid Saponin	Mu *et al.,* 2014
15.	*Galium mite*	Immunomodul atory Activity	Methanolic extract	Cell cycle	No report	Amirghof ran *et al.,*

				analysis		2011
16.	*Schima wallichii*	Anti-inflammatory Activity	Polyphenolic enriched extract	Carragee nan-induced paw oedema assay and Cotton pallet granuloma assay	Polyphenolic compounds Flavonoids	Dewanjee *et al.,* 2011
17.	*Glycrriza glabra*	Antimicrobial Activity	Water and Methanol.	Agar disc diffusion method, Agar well diffusion method	Polysaccharides, Flavonoids, Triterpene, Saponins, Simple sugars Mineral salts, Amino acids, Pectins,	Aggarwal *et al.,* 2015

Referências.

2, Kumar, D., Jamwall, A., Madaan, R., e Kumar, S. (2014) Avaliação da atividade antioxidante de plantas medicinais indianas seleccionadas. *J. Fundam. Harm.Res.* **2** , 1-10.

1. Rahman, H., Eswaraiah, M.C. e. Dutta A.M. (2015) Atividade antiinflamatória e antiartrítica *in vitro* de *Oryza sativa* Var. Joha Rice (um arroz indígena aromático de Assam). American-Eurasian *J. Agric. & Environ. Sci.* **15,** 115-121.

2. Wat, J.M., Foley, J.H., Krisinger, M.J., Ocariza, L.M., Lei, V., Wasney, G.A., Lameignere, E., Strynadka, N.C., Smith, S.A., Morrissey, J.H. e Conway, E.M. (2014) Polyphosphate suppresses complement via the terminal pathway. *Blood.***123,** 768-776).

3. Daniel, G., Kumari, K.S. (2015) Análise Quantitativa de Metabolitos Primários e Secundários em extrato aquoso quente de Folhas de *Eugenia uniflora* (L.). *Asian JPharm Clin Res.* **8,** 334-338.

4. Biworo, A. (2015) Atividade Antidiabética e Antioxidante do Extrato de Jaca *(Artocarpus Heterophyllus}* Extrato. *Jornal de Medicina e Bioengenharia.* **4,**

5. Tripathia, P., Chauhanb, N.S. e Patel, J.R. (2012) Atividade anti-inflamatória do extrato de *Abutilon indicum. Pesquisa de Produtos Naturais.* **26,** 16591661.

6. Cao, F., Shao, H., Li, Q., Li, J., Li, W. e Li, C. (2012) Atividade anti-inflamatória da *Gentiana striata* Maxim. *Pesquisa de Produtos Naturais.* **26,** 1038- 1044.

7. Abdul, H.A., Padmaja, B.S., Sravanthi, M., Ramyasree, P. e Kavitha, K. (2012) Rastreio fitoquímico e acções anti-inflamatórias do extrato de raiz de *Alangium salviifolium. Investigação de Produtos Naturais.* **26,** 1649-1653.

8. Taylor J.L.S. e Staden, J.V. (2001) O efeito da idade, estação do ano e condições de crescimento na atividade anti-inflamatória de *Eucomis autumnalis* (Mill.) Chitt. Extractos de plantas. *Regulação do crescimento das plantas.* **34,** 39-47.

9. James E.C III. e William H.R.L. (2002) Plant-Based Vaccines for Protection Against Infectious and Autoimmune Diseases. *Critical Reviews in Plant Sciences.* **21,** 93-109.

10. Wasserman, R.L. (2014) Uma nova imunoglobulina intravenosa (BIVIGAM) para a imunodeficiência humoral primária: Expert Rev. *Clin. Immunol.* **10,** 325337.

11. Prabhu, S., Dennison, S.R., Lea, B., Snape, T.J., Nicholl, I.D., Radecka, I. e Harris, F. (2013) Anionic Antimicrobial and Anticancer Peptides from Plants. *Revisões críticas em ciências vegetais.* **32,** 303-320.

12. Xiaonan, L.U. e Rasco, B.A. (2012) Determinação do teor de antioxidantes e da atividade antioxidante em alimentos utilizando a espetroscopia de infravermelhos e a quimiometria: A Review. *Critical Reviews in Food Science and Nutrition.* **52,** 853-875

14.Sultan, M.T., Butt, M.S., Mir M.N.Q. e Suleria, H.A.R. (2014) Imunidade: Plantas como mediadores eficazes. *Revisões críticas em ciência alimentar e nutrição.* 54, 1298-1308.

15. Joseph, S.V., Edirisinghe, I. e. Burton-Freeman, B.M. (2013) Polifenóis de frutas: uma revisão dos efeitos anti-inflamatórios em humanos. *Revisões críticas em ciência alimentar e nutrição.* **10,**

16. Jain, U., Otley, A.R., Limbergen, J.V. e. Stadnyk, A.W. (2014) O Sistema Complemento na Doença Inflamatória Intestinal: *Inflamm Bowel Dis.* **20,** 1628-1637.

17. Fang, C., Garbuzova-Davis, S., Tan, J. e Obregon, D. (2015) Clq como regulador do desenvolvimento cerebral: Implicações para os Transtornos do Espectro do Autismo. *Brain Disord Ther.* **4,**

18. Al-Rayahi, I.A.M. e Sanyi, R.H.H. *(*2015) Os papéis sobrepostos dos péptidos antimicrobianos e do complemento no recrutamento e ativação de células inflamatórias associadas a tumores. *Fronteiras em Imunologia, Imunidade Inata Molecular.* **6,** 2.

19. Singh, D. R. (2012) *Morinda citrifolia* L. (Noni): A review of the scientific validation for its nutritional and therapeutic properties, *Journal of Diabetes and Endocrinology.* **3,** 77-91.

20, Chan-Blancoa, Y., Vaillantb, F., Perezb, A.M., Reynesc, M., Jean-Marc B., Bratc, P (2006) O fruto noni *(Morinda citrifolia* L.): Uma revisão da investigação agrícola e das propriedades nutricionais e terapêuticas. *Journal of Food Composition and*

Analysis. **19**, 645-654.

21. Pochapski, M.T., Fosquiera, E.C., Esmerino, L.A., dos Santos, E.B., Farago, P.V., Santos, F.A. e Groppo, F.C. (2011) Triagem fitoquímica, atividades antioxidante e antimicrobiana do extrato bruto das folhas de *Ipomoea batatas* (L.) Lam. *Pharmacogn Mag.* **7**, 165-170.

2 2.Schepetkin, I.A., Xie, G., Jutila, M.A. e Quinn, M.T. (2009) Complement-fixing Activity of Fulvic Acid from Shilajit and Other Natural Sources. *Phytother Res.* **23**, 373-384.

2 3.Shen, Y., Jia, L.N., Honma, N., Hosono, T., Ariga, T. e Sek, T. (2012) Beneficial Effects of *Cinnamon* on the Metabolic Syndrome, Inflammation, and Pain, and Mechanisms Underlying These Effects - A Review. *J Tradit Complement Med.* **2**, 27-32.

24. Kozlov, L.V., Burdelev, O.O., Bureeva, S.V. e Kaplun, A.P. (2007) Artificial Inhibition of the Complement System. Russian Journal of Bioorganic Chemistry. **33**, 449-473.

25. Kova, L. (2004) A saliva da carraça na imunidade anti-carraça e na transmissão de agentes patogénicos. *Folia Microbiol.* **49**, 327-336.

26. Nuttall, P.A., Paesen, G.C., Lawrie, C.H. e Wang, H. (2000) VectorHost Interactions in Disease Transmission. *J. Mol. Microbiol. Biotechnol.* **2**, 381-386.

27. Mohammed, S.A. Yaqub, A.G., Sanda, K.A., Nicholas, A.O., Arastus, W., Muhammad, M., e Abdullahi, S. (2013). Revisão sobre diabetes, drogas sintéticas e efeitos glicémicos de plantas medicinais. *J. Med. Plants Res.* **7**, 2628-2637.

28. Loevena, M.A., Ropsa, A.LWMM, Berdena, J.HM., Dahab, M.R., Rabelinkb, T.J., van der V.J. (2015) O papel do sulfato de heparano como fator patogénico determinante nas doenças associadas ao fator H do complemento. Imunologia Molecular. **63**, 203-208.

29. Hiatt, A., Cafferkey, R. e Bowdish, K. (1989) Produção de anticorpos em plantas transgénicas. *Nature.* **342**, 76-78.

30. Jean-Francois, B. e Lucienne, C. (2001) Tolerance to islet autoantigens in type 1 diabetes. *Annu. Rev. Immunol.* **19,** 131-61.

31. Luppi, P., Rossiello, M.R., Faas, S. e Trucco, M. (1995) Genetic background and environment contribute synergistically to the onset of autoimmune diseases. *J. Mol. Med.* **73,** 381-393.

32. Weiner, H. L. (2000) Oral tolerance, an active immunologic process mediated by multiple mechanisms. *J. Clin. Invest.* **106,** 935-937.

33, Barandun, S., Kistler, P., Jeunet, F. e Isliker, H. (1962) Intravenous administration ofhuman gamma globulin. *Vox Sang.7,* 157-74.

3 4.Sgouris, J.T. (1967) The preparation of plasmin-treated immune serum globulin for intravenous application. *Vox Sang.* **13,** 71-84.

3 5.Brush, J., Mendenhall, E., Guggenheim, A., Chan, T., Connelly, E., Soumyanath, A., Buresh, R., Barrett, R. e Zwickey, H. (2006) O efeito de *Echinacea purpurea, Astragalus membranaceus* e *Glycyrrhiza glabra* na expressão de CD69 e na ativação de células imunitárias em seres humanos. *Phytother. Res.* **20,** 687-695.

3 6.Sasagawa, M., Cech, N.B., Gray, D.E., Elmer, G.W. e Wenner, C.A. (2006) Echinacea alkylamides inhibit interleukin-2 production by Jurkat T cells. *Int. Immunopharmacol. 6,* 1214-1221.

37. Woelkart, K., Marth, E., Suter, A., Schoop, R., Raggam, R.B., Koid, C., Kleinhapp, B. e Bauer, R. (2006) Biodisponibilidade e farmacocinética de preparações *de Echinacea purpurea* e sua interação com o sistema imunitário. *Int. J. Clin. Pharmacol. Ther.* **44,** 401-408.

38. Gratchev, A., Sobenin, I., Orekhov, A. e Kzhyshkowska, J. (2012) Monocytes as a diagnostic marker of cardiovascular diseases. *Immunobiology.* **217,** 476-82.

39. Rosenberg, P.B. (2005) Clinical aspects of inflammation in Alzheimer's disease (Aspectos clínicos da inflamação na doença de Alzheimer). *Int Rev Psychiatry.* **17,** 503-14.

40. Bertelli, A.A. e Das, D.K. (2009) Grapes, wines, resveratrol, and heart health. *J*

Cardiovasc Pharmacol. **54,** 468-76.

41. Di Castelnuovo, A., di Giuseppe, R., Iacoviello, L. and de Gaetano, G. (2012) Consumption of cocoa, tea and coffee and risk of cardiovascular disease. *Eur J Intern Med.* **23,** 15-25.

42. Edirisinghe, I., Banaszewski, K., Cappozzo, J., Sandhya, K., Ellis, C.L., Tadapaneni, R., Kappagoda, C.T. e Burton-Freeman, B.M. (2011) Strawberry anthocyanin and its association with postprandial inflammation and insulin. *Br JNutr.* **106,** 913-22.

43. Ellis, C.L., Edirisinghe, I., Kappagoda, T. e Burton-Freeman, B. (2011) Atenuação das respostas inflamatórias e trombóticas induzidas pelas refeições em homens e mulheres com excesso de peso após 6 semanas de ingestão diária de morango *(Fragaria)*. Um ensaio aleatório controlado por placebo. *J Atheroscler Thromb.* **18,** 318-27.

44. Blanco-Colio, L.M., Valderrama, M., Alvarez-Sala, L.A., Bustos, C., Ortego, M., Hemandez-Presa, M.A., Cancelas, P., Gômez-Gerique, J., Millan,

J . e Egido, J. (2000) A ingestão de vinho tinto previne a ativação do fator nuclear KappaB nas células mononucleares do sangue periférico de voluntários saudáveis durante a lipemia pós-prandial. *Circulation.* **102,** 1020-6.

45. Williams, M.J.A., Sutherland, W.H., Whelan, A.P., McCormick, M.P. e de Jong, S.A. (2004) Acute effect of drinking red and white wines on circulating levels of inflammation-sensitive molecules in men with coronary artery disease. *Metabolism.* **53,** 318-23.

46. Huebbe, P., Giller, K., de Pascual-Teresa, S., Arkenau, A., Adolphi. B., Portius, S., Arkenau, C.N. e Rimbach, G. (2011) Effects of blackcurrant- basedjuice on atherosclerosis-related biomarkers in cultured macrophages and in human subjects after consumption of a high-energy meal. *Br J Nutr.* **20,** 111.

47. Lehtonen, H.M., Jarvinen, R., Linderborg, K., Viitanen, M., Venojarvi, M., Alanko, H. e Kallio, H. (2010) A hiperglicemia pós-prandial e a resposta à insulina são

afectadas pelas bagas de espinheiro marítimo *(Hippophae rhamnoides* ssp. turkestanica) e pelos seus metabolitos solúveis em etanol. *Eur J Clin Nutr.* **64,** 1465-71.

48. Peluso, I., Raguzzini, A., Villano, D.V., Cesqui, E., Toti, E., Catasta, G. e Serafini, M. (2012) O aumento da IL-17 em refeições com elevado teor de gordura é evitado pela ingestão de sumos de fruta em indivíduos saudáveis com excesso de peso. *Curr Pharm Des.* **18,** 85-90.

49. Basu, A., Rhone, M. e Lyons, T.J. (2010) Berries: emerging impact on cardiovascularhealth. *Nutr Rev.* **68,** 168-77.

50. Basu, A., Wilkinson, M., Penugonda, K., Simmons, B., Betts, N.M. e Lyons, T.J. (2009) Freeze-dried strawberry powder improves lipid profile and lipid peroxidation in women with metabolic syndrome: baseline and post intervention effects. *Nutr J.* **8,** 43-9.

51. Zunino, S.J., Parelman, M.A., Freytag, T.L., Stephensen, C.B., Kelley, D.S., Mackey, B.E., Woodhouse, L.R. e Bonnel, E.L. (2012) Effects of dietary strawberry powder on blood lipids and inflammatory markers in obese human subjects. *Br JNutr.* **108,** 900-9.

5 2.Stull, A.J., Cash, K.C., Johnson, W.D., Champagne, C.M. e Cefalu, W.T. (2010) Bioactives in blueberries improve insulin sensitivity in obese, insulinresistant men and women. *JNutr.* **140,** 1764-8.

53. McAnulty, L.S., Nieman, D.C., Dumke, C.L., Shooter, L.A., Henson, D.A., Utter, A.C., Milne, G. e McAnulty, S.R. (2011) Effect ofblueberry ingestion on natural killer cell counts, oxidative stress, and inflammation prior to and after 2.5 h of running. *Appl Physiol Nutr Metab.* **36,** 976-84.

54. Riso, P., Klimis-Zacas, D., Del Bo, C., Martini, D., Campolo, J., Vendrame, S., Moller, P., Loft, S., De Maria, R. e Porrini, M. (2012) Effect of a wild blueberry *(Vaccinium angustifolium)* drink intervention on markers of oxidative stress, inflammation and endothelial function in humans with cardiovascular risk factors. *Eur*

JNutr. **10.**

5 5.Sharma, A., Sharma, R.A. e Singh, H. (2013) Perfil Fitoquímico e Farmacológico de *Abutilon Indicum* L. Sweet: A Review. Int. J. Pharm. Sci. Rev. Res. **20,** 120-127.

56. Ecker, E.E. e Gross, P. (1929) *J. Infect. Dis.44,* 250-253.

57. Jaques, L.B. (1979) *Pharmacol. Rev.* **31,** 99- 166.

58. Wuillemin, W.A., Velthuis, H., Lubbers, Y.T.P., de Ruig, C.P., Eldering, E. eHack, C.E. (1997) *J. Immunol.* **159,** 1953-1960.

59. Kirschfink, M., Blase, L., Engelmann, S. e Schwartz-Albiez, R. (1997) *J. Immunol.* **158,** 1324-1331.

60. Gralinski, M.R., Park, J.L., Ozeck, M.A., Wiater, B.C. e Lucchesi, B.R. (1997) *J. Pharmacol. Exp. Ther.* **282,** 554-560.

61. te Velthuis, H., Jansen, P.G., Hack, C.E., Eijsman, L., e Wildevuur, C.R. (1996) *Ann. Thorac. Surg.* **61,** 1153-1157.

62. Buckel, P. (1996) *Trends Pharmacol. Sci.* **17,**450-456.

63. Grindley, J.N. e Ogden, J.E. (1995) *Scrip. Mag.* **11,** 53-56.

64. Verlinde, C.L.M. e Hol, W.G.J. (1994) *Structure.* **2,** 577-587.

65. Hruby, V.J. (1997) *Drug Discovery Today.* **2,** 165-167.

66. Wetsel, R.A. e Colten, H.R. (1990) in *Kluwer Academic, Norwell.* 401429.

67. Fischer, M.B., Prodeus, A.P., Nicholson-Weller, A., Ma, M.H., Murrow, J., Reid, R.R., Warren, H.B., Lage, A.L., Moore, F.D.J., Rosen, F.S. e Carroll, M.C. (1997) *J. Immunol.* **159,** 976-982.

68. Wang, Y., Rollins, S.A., Madri, J.A. e Matis, L.A. (1995) *Proc. Natl. Acad. Sci. USA.* **92,** 8955- 8959.

69. Kozlov, L.V. e Guzova, V.A. (1998) *Opredelenie komplementaktiviruyushchei aktivnosti preparatov dlya vnutrivennogo vvedeniya. Metodicheskie rekomendatsii no. 98/87* (Determinação da atividade activadora do complemento de preparações para administração intravenosa: Methodological Advices no. 98/87), Moscovo: Minzdrav

RF.

70. Kozlov, L.V., Zhdanov, R.I., Guzova, V.A., Podobed, O.V., Sviridov, Yu.V., Bogdanenko, E.V., Shvets, V.I., Dyabina, O.S. e Ermakov, A.S. (2001) *Cytobios*. **106**, 67-74.

71. Chonn, A., Cullis, P.R. e Devine, D.V. (1991) *J. Immunol*. **146**, 42344241.

72. Kozlov, L.V., Romanov, S.V., Batalova, T.N., Lakhtin, V.M., Guzova, V.A. e D'yakov, V.L. (2002) RF Patent 2195664, *Byull. Izobret*. **36**.

73. Law, ·S.K. e Levine, R.P. (1977) Interação entre a terceira proteína do complemento e as macromoléculas da superfície celular. *Proc. Natl. Acad. Sci. U.S.A.* **74**, 2701-2705.

74. Pangbum, M.K., Schreiber, R.D. e Muller-Eberhard, H.J. (1981). Formação da C3 convertase inicial da via alternativa do complemento. Aquisição de actividades semelhantes a C3 b por hidrólise espontânea do tioéster putativo em C3 nativo. *J. Exp.Med.* **154**, 856-867.

75. Zipfel, P.F. e Skerka, C. (2009) Reguladores do complemento e proteínas inibitórias. *Nat.Rev. Immunol.* **9**, 729-740.

76. Pangbum, M.K. (2000) Reconhecimento do hospedeiro e diferenciação do alvo pelo fator H, um regulador da via alternativa do complemento. *Immunopharmacology.* **49**, 149-157.

7 7.Schmidt, C.Q., Herbert, A.P., Hocking, H.G., Uhrin, D. e Barlow, P.N. (2008a) Translational mini-review series on complement fator H: structural and functionalcorrelations for fator H. *Clin. Exp. Immunol.* **151**, 14-24.

78. Harrison, R.A. e Lachmann, P.J. (1980) The physiological breakdown of the third com-ponent ofhuman complement. *Mol. Immunol.* **17**, 9-20.

79. Weiler, J.M., Daha, M.R., Austen, K.F. e Fearon, D.T. (1976) Controlo da amplificação-convertase do complemento pela proteína plasmática betalH. *Proc. Natl. Acad. Sci. U.S A.* **73**, 3268-3272.

8 0.Schmidt, C.Q., Herbert, A.P., Kavanagh, D., Gandy, C., Fenton, C.J., Blaum, B.S., Lyon,M., Uhrin, D. e Barlow, P.N., (2008) A new map of glycosaminoglycan and C3bbinding sites on fator H. *J. Immunol.* **181,** 26102619.

8 1.Morgan, H.P., Schmidt, C.Q., Guariento, M., Blaum, B.S., Gillespie, D., Herbert, A.P.,Kavanagh, D., Mertens, H.D., Svergun, D.I., Johansson, C.M., Uhrin, D., Barlow,P.N. e Hannan, J.P., (2011) Base estrutural para o envolvimento do factorH do complemento C3b numa superfície própria. *Nat. Struct. Mol. Biol.* **18,** 463-470.

8 2.Sarrazin, S., Lamanna, W.C. e Esko, J.D. (2011) Heparan sulfate proteoglycans. Coldspring Harb. Perspect. Biol. **3.**

83. Perkins, S.J., Nan, R., Li, K., Khan, S. e Miller, A. (2012) Complement fac-tor H-ligand interactions: self-association, multivalency and dissociationconstants. *Immunobiology.* **217,** 281-297.

84. Zipfel, P.F. e Skerka, C. (1999) FHL-l/reconectina: um complemento humano e imunoregulador com função adesiva às células. *Immunol. Today.* **20,** 135- 140.

85. McRae, J.L., Duthy, T.G., Griggs, K.M., Ormsby, R.J., Cowan, P.J., Cromer, B.A., McK-instry, W.J., Parker, M.W., Murphy, B.F. e Gordon, D.L. (2005) A proteína 5 humana relacionada com o fator H tem atividade cofactora, inibe a atividade da C3 convertase, liga-se à heparina e à proteína C-reactiva e associa-se à lipoproteína. *J. Immunol.* **174,** 6250-6256.

86. Hellwage, J., Jokiranta, T.S., Koistinen, V., Vaarala, O., Meri, S. e Zipfel, P.F. (1999) Propriedades funcionais das proteínas relacionadas com o fator H do complemento FHR-3 e FHR-4: ligação à região C3d do C3b e regulação diferencial pela heparina. *FEBSLett.* **462,** 345-352.

87. Jozsi, M. e Zipfel, P.F., (2008) Fator H family proteins and human diseases. *TrendsImmunol.* **29,** 380-387.

8 8.Sui, DY., Luz, Z., Li, SH. e Cai Y. (1994) Efeito hipoglicémico das saponinas isoladas das folhas de *Acanthopanax senticosus. J. Ethnopharmacol.* **19,** 683-685.

89. Gonzalez, M., Zarzuelo, A., Gamez, M.J., Utrilla, M.P, Jimenez, J. e Osuna, I.

(1992) Hypoglycaemic activity of Olive leaf. *Planta Med.* **58,** SISSIS.

90. Ahmad, M., Aktar, M.S, Malik, T. e Gilani, A.H. (2000) Hypoglycemic action of the flavonoids fraction of Cuminum seeds. *Phytother. Res.* **14,** 103- 1 06.

91. Kamel, M.S., Ohtani, K. e Kurokawa, T. et al (1991) Estudos sobre frutos de *Balanitis aegyptiaca*, um medicamento popular egípcio antidiabético. *Chem. Pharm. Bull. (Tóquio).* **39,** 1229-1233.

92. Schroeder, H.A. (1974) Role of trace elements in cardiovascular disease. *Med. Clin. (eds). América do Norte.* 381-396.

93. Chakravarti, B.R., Gupta, S., Gambhir, S.S. e Gode, K.D. (1980) Um extrato do mesocarpo dos frutos de *Balanites aegyptiaca* exibiu uma propriedade antidiabética proeminente em ratos. *Chem. Pharmacol. Bul.* **39,** 1229-1233.

94. Anila, L., Vijayalakshmi, N.R. e Tian, C. (2002) Efeito benéfico dos flavonóides de *Sesamum indicum, Emblica officinalis* e *Momordica charantia. Phytother. Res.* **14,** 592-595.

95. Mankil, J., Moonsoo, P., Hyun, C.L., Yoon-Ho, K., Eun, S.K. e Sang

K .K. (2006) Antidiabetic Agents from Medicinal Plants (Agentes antidiabéticos de plantas medicinais). *Cur. Med. Chem.* **13,** 1203-1218.

96.Sanni, S.S. (2007) Efeitos farmacológicos e toxicológicos de *Ocimum basilicum* LINN, extractos em ratos. Tese de doutoramento, Departamento de Fisiologia e Farmacologia Veterinária, Usman Danfodiyo, Universidade de Sokoto, Nigéria.

97. Nelson, R.W., Ihle, S.L., Lewis, L.D., Salisbury, S.K. e Bottoms, G.D. (1991) Effects of dietary fiber supplementation on glycemic control in dogs with alloxan-induced diabetes mellitus. *Am. J. Vet. Res.* **52,** 2060-2066.

98. Yusuf, M., Chaudhury, M.U., Whab, M.A. e Begum, J. (1994) In: Medicinal plants of Bangladesh, Bangladesh Council of Scientific and Industrial Research (BCSIR) Laboratories, Chittagong, Bangladesh. 27-29.

99. Pour, P.M. (1997) The role of Langerhans Islets in pancreatic ductal

adenocarcinoma. 271-282.

100. Hongxiang, H., George, T., Liang V. e WGo, V.L.W. (2009) Ervas hipoglicémicas e seus mecanismos de ação. *Chin. Med.* **4,**11-14.

101. Chafique, Y., Alain, R., Jacques, F., Marie-Claire, L., René, M. e François, M. (1990) Analgesic and behavioural effects of *Morinda citrifolia*. *Planta Med.* **56,** 430-434.

102. Punjanon, T. e Nandhasri, P. (2005) Efeito analgésico do extrato alcoólico dos frutos de *Morinda citrifolia*. ISHS Ata Horticulturae 678: III Congresso WOCMAP sobre Plantas Medicinais e Aromáticas - Volume 4: Rastreio orientado de Plantas Medicinais e Aromáticas, Economia e Direito.103-106.

103. Kjemised, K.D. and Bleau, P. (2004) Long-term goals in the management of acute and chronic anxiety disorders. *Can. J. Psychiatry* **49,** 51S- 65S.

104. Deng, S., West, B.J., Palu, A.K., Zhou, B.N. e Jensen, C.J. (2007b) Noni como ansiolítico e sedativo: Um mecanismo que envolve os seus efeitos de ácido gama-amino-butírico. *Phytomedicine.* **14,** 517-22.

105. Chearskul, S., Kooptiwut, S., Chatchawalvanit, S., Onreabroi, S., Churintrapun, M., Saralamp, P. e Soonthomchareonnon, N. (2004). *A Morinda citrifolia* tem uma atividade estrogénica muito fraca *in vivo*. *Thai J. Physiol. Sci.* **17,** 2229.

106. Roshan, S., Ali, S., Khan, A., Tazneem, B. e Purohit, M.G. (2008) Atividade de cicatrização de feridas do *Abutilon indicum*. *Revista Pharmacognosy.* **4,** 85 - 8 8.

107. Yamaguchi, S., Ohnishi, J., Sogawa, M., Maru, I., Ohta, Y. e Tsukada, Y. (2002) Inhibition of angiotensin I converting enzyme by noni *(Morindacitrifolia)* juice. *Nippon Shokuhin Kagaku Kogaku Kaishi.* **49,** 624627.

108. Kamiya, K., Tanaka, Y., Endang, H., Umar, M. e Satake, T. (2004) Os constituintes químicos dos frutos de *Morinda citrifolia* inibem a oxidação da lipoproteína de baixa densidade induzida pelo cobre. *Journal of Agriculture and Food Chemistry.* **52,** 5843-5848.

109. Deng, S., Palu, A.K., West, B.J., Su, C.X., Zhou, B.N. e Jensen, J.C. (2007a)

Constituintes inibidores da lipoxigenase dos frutos de noni *(Morindacitrifolia)* colhidos no Taiti. *J. Nat. Prod.* **70**, 859-862.

110. Lin, C.F., Ni, C.L., Huang, Y.L., Sheu, S.J. e Chen, C.C. (2007) Lignanas e antraquinonas dos frutos de *Morinda citrifolia. Nat. Prod. Res.* **21**, 1199-1204.

111. Saf-ur, R.M., Nauman, A., Anwarul-Hassan, G. (2010) Estudos sobre os efeitos antidislipidémicos dos extractos de frutos, folhas e raízes de *Morinda citrifolia* (Noni). *Lipids Health Dis.* **9**, 88-94.

112. Goyal, S., Kumar, S., Rawat, R.P. e Dhaliwal, N. (2013) Atividade antifúngica de *Calotropis Procera* em relação a Dermatófitos, *IJAPBC.* **2**, 470-472.

113. Saranya, A., Ramanathan, T.S., Kesavanarayanan, K.S. e Adam, A. (2015) Usos medicinais tradicionais, constituintes químicos e actividades biológicas de uma planta de mangue, *Acanthus ilicifolius* Linn. : Uma breve revisão. *American-Eurasian J. Agric. & Environ. Sci.* **15**, 243-250.

114. Min, B.S., Lee, S.Y., Kim, S.Y., Lee, S.Y., Kim, T.J., Kim, D.H., Kim, Y.H., Joung, H., Lee, H.K., Nakamura, N., Miyashiro, H. e Hattori, M. (2003) Atividade anti-complemento de constituintes da casca do caule de *Juglans mandshurica. Biol. Pharm. Bull.* **26**, 1042-1044.

115. Lee, S.M., Park, J.G., Lee, Y.H., Lee, C.G., Min, B.S., Kim, J.H. e Lee, H.K. (2004) Anti-complementary Activity of Triterpenoides from Fruits of *Zizyphus jujube. Biol. Pharm. Bull.* **21**, 1883-1886.

116. Arumugam, N., Boobalan, T., Rajeswari, P.R. e Duraimurugan, M D. (2014) Atividade antimicrobiana e triagem fitoquímica de *Cynodon dactylon* e *Carica papaya. Pesquisa em Biotecnologia.* **5**,21-31.

117. Hassan, R.A., Tawfeek, W.A., Habeeb, A.A., Mohamed, M.S., Khaled e Shafeek, A.A. (2014) Investigação de alguns constituintes químicos e atividade antioxidante *de Asparagus sperngeri. Int J Pharm Pharm Sci.* **6**, 46-51.

118. Wilson, K., Manasa, V., Vijusha, M.e Suthakaran, R. (2015) Atividade hepatoprotetora do extrato metanólico de folhas de *Rostellularia procumbens* usando

modelo induzido por etanol em ratos. *Asian JPharm Clin Res.* **8**, 263-265.

119. Himaja, B., Vijusha, M. e DR. Suthakaran, R. (2015) Atividade Hepatoprotectora de Diferentes Extractos de Partes Aéreas de *Limnophilla mdica"* utilizando Modelos Induzidos por Paracetamol e Etanol. *Revista Innovare de Ciências da Saúde.* **3(1)**, 7-10.

120. Ahluwalia, V., Walia, S., Sati, O.P., Kumar, J., Kundu, A., Shankar, J. e Paul, Y.S. (2014) Isolamento, caraterização dos principais metabolitos secundários do *Trichoderma koningii* dos Himalaias e sua atividade antifúngica. *Arquivos de Fitopatologia e Proteção de Plantas.* **47**, 1063-1071.

121. Saleem, M., Akhtar, N., Riaz, N., Ali, M.S. e Jabbar, A. (2011) Isolamento e caraterização de metabolitos secundários de *Plumeria obtuse. Jornal de Pesquisa de Produtos Naturais Asiáticos.* **13**, 1122-1127.

122. Liu, J.Y., Li, S.Y., Feng, J.Y., Sun, Y., Cai, J.N., Sun, X.F. e Yang, S.L. (2013) Flavona C-glicosídeos das flores de *Trollius chinensis* e sua atividade anti-complementar. *Jornal de Pesquisa de Produtos Naturais Asiáticos.* **15**, 325-331.

123. Lago, J.H.G., Ito, A.T., Fernandes, C.M., Young, M.C.M. e Kato, M.J. (2012) Metabolitos secundários isolados de Piper chimonantifolium e sua atividade antifúngica. *Pesquisa de Produtos Naturais.* **26**, 770-773.

124. Mu, L.H. Gu, Y.J., Ma, B.P., Lu, L. e Liu, P. (2014) Duas novas saponinas triterpenóides obtidas por hidrólise microbiana com *Alternaria alternata* AS 3.6872. *Pesquisa de produtos naturais.* 1-6.

125. Amirghofran, Z., Javidnia, K., Bahmani, M., Azadmehr, A. e Esmaeilbeig, M. (2011) O efeito do extrato metanólico do *ácaro Galium* na imunidade celular e na síntese de anticorpos. *Jornal de Imunoensaio e Imunoquímica.* **32**, 157-169.

126. Dewanjee, S., Mandal, V., Sahu, R., Dua, T.K., Manna, A. e Mandal, S.C. (2011) Atividade anti-inflamatória de um extrato enriquecido com polifenóis da casca de *Schima wallichii. Natural Product Research.* **25**, 696-703.

127. Aggarwal, H., Ghosh, J., Rao, A. e Chhokar, V. (2015) Evaluation of Root and

Leaf Extracts of *Glycrriza Glabra* for Antimicrobial Activity. *Jornal de Medicina e Bioengenharia.* **4,** 81-85.

128. Ghanim, H., Sia, C.L., Upadhyay, M., Korzeniewski, K., Viswanathan, P., Abuaysheh, S., Mohanty, P. e Dandona, P. (2010) Orange juice neutralizes the pro-inflammatory effect of a high-fat, high-carbohydrate meal and prevents endotoxin increase and Tolllike recetor expression. *Am J Clin Nutr.* **91,** 940-9.

129. Subash, B.P., Prabuseenivasan, S. e Ignacimuthu, S. (2007) Cinnamaldehydeapotential antidiabetic agent. *Fitomedicina.* **14,** 15-22.

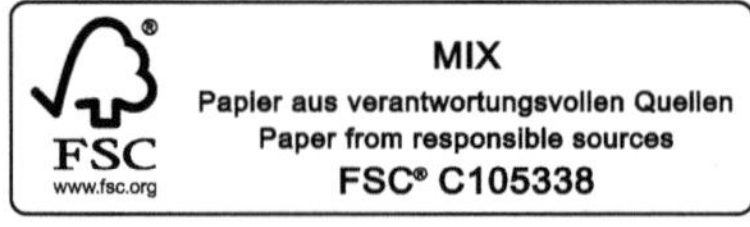

Printed by Books on Demand GmbH, Norderstedt / Germany